LA
FOI QUI GUÉRIT

PAR

J.-M. CHARCOT

Membre de l'Institut,
Membre de l'Académie de Médecine,
Professeur de clinique des maladies nerveuses
(Salpêtrière)

PARIS

AUX BUREAUX
DU PROGRÈS MÉDICAL
rue des Carmes, 14

FÉLIX ALCAN
ÉDITEUR
108, boulevard Saint-Germain, 108

1897

LA
FOI QUI GUÉRIT

IL A ÉTÉ TIRE

25 exemplaires sur papier du Japon.
50   —   sur papier de Hollande.

BIBLIOTHÈQUE DIABOLIQUE

(Collection Bourneville)

LA

FOI QUI GUÉRIT

PAR

J.-M. CHARCOT

Membre de l'Institut,
Membre de l'Académie de Médecine,
Professeur de clinique des maladies nerveuses.
(Salpêtrière.)

PARIS

AUX BUREAUX	FÉLIX ALCAN
Du *PROGRÈS MÉDICAL*	ÉDITEUR
14, rue des Carmes, 14	108, boulevard Saint-Germain, 108

1897

PRÉFACE

Nous ne pouvons rien contre les lois naturelles.
J.-M. CHARCOT.

PLACER *sous les yeux de nos contemporains les documents les plus curieux qui ont paru autrefois sur les épidémies d'hystéro-démonopathie, sur les prétendus magiciens et sorciers, ou encore la relation naïve et émouvante des cas particuliers*, tel a été l'un des motifs qui nous ont amené à publier la Bibliothèque diabolique.

Nous voulions aussi montrer que les malheureux qui faisaient l'objet de ces récits dramatiques étaient des malades et non des criminels, qu'ils relevaient de la *science et des médecins et non de la justice, des magistrats et des bourreaux* [1].

Cette démonstration commencée surtout par Jean Wier, poursuivie dans ce siècle par Calmeil, Littré, Charcot, Axenfeld, Valentiner, par nous [2] et d'autres médecins dont le nombre s'accroît chaque jour, finira par apporter la conviction dans tous les esprits débarrassés des préjugés et des superstitions qui ont si longtemps enténébré l'intelligence humaine.

Dans La Foi qui guérit, M. CHARCOT a fait en quelque sorte la synthèse de son enseignement au sujet des cas réputés miraculeux, appartenant au domaine de l'hystérie. Son exposé rigoureux, basé sur une étude approfondie de faits irréfutables, est de nature à convaincre les plus difficiles.

---

[1] Nous pensons avec Axenfeld et beaucoup d'anthropologistes de l'école moderne, que l'on doit arriver à la même conclusion pour la plupart des malheureux dits *criminels*.

[2] *Iconographie photographique de la Salpêtrière*, par Bourneville et Regnard, 1876-1880. — *De la contracture hystérique permanente* et *Appréciation scientifique des miracles de saint Louis et de saint Médard*, 1872. — *Louise Lateau, ou la stigmatisée belge*, 1875.

Tout commentaire nous paraît inutile. Aussi, nous bornerons-nous, en terminant, à remercier Mme CHARCOT *d'avoir bien voulu autoriser la réimpression, pour la* **Bibliothèque diabolique,** *de l'un des derniers travaux de notre illustre* MAITRE, *où se retrouve à un haut degré l'empreinte de son génie scientifique.*

BOURNEVILLE.

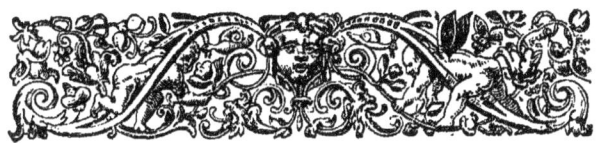

LA FOI QUI GUÉRIT

La *New Review*, prenant texte du récent voyage d'un littérateur célèbre à un sanctuaire religieux et des discussions qui se sont élevées à cette occasion, me demande mon opinion sur la *faith-healing*. La question n'est pas de celles qui puissent me laisser indifférent. Elle intéresse d'ailleurs tout médecin, le but essentiel de la médecine étant la guérison des malades sans distinction dans le procédé curatif à mettre en œuvre. Dans cet ordre d'idées, la *faith-healing* me paraît être l'idéal à atteindre, puisqu'elle opère souvent lorsque tous les autres remèdes ont échoué. C'est pourquoi, depuis longtemps, en présence de certains cas déterminés, j'ai cherché, après bien d'autres, à pénétrer, autant que faire se peut, le mécanisme de sa production afin d'utiliser sa puissance, et c'est l'opinion que je me suis faite dans ces conditions que je vais exposer en quelques mots.

J'ajouterai qu'en pareille matière, comme en toute autre, il ne faut jamais se départir de la rigueur inhérente à la discussion scientifique; les polémiques passionnées ne servent à rien, si ce n'est à tout embrouiller et à compromettre les meilleures causes. Ce n'est pas par des affirmations sans preuves ou par des négations sans fondements qu'on peut espérer résoudre cette question de la *faith-healing* qui, je le répète, appartient entièrement à l'ordre scientifique où les faits bien et sincèrement étudiés, groupés en faisceau pour conclure, sont les seuls arguments que l'on puisse admettre.

I

Les faits que, dans ma pratique spéciale déjà longue, j'ai eu l'occasion d'observer ne sont pas isolés, tant sans faut, car la *faith-healing* et son aboutissant, le miracle, — sans attacher à ce mot aucune autre signification que celle d'une guérison opérée en dehors des moyens dont la médecine curative semble disposer d'ordinaire, — répondent à une catégorie d'actes qui n'échappent pas à l'ordre naturel des choses. Le miracle thérapeutique a son déterminisme, et les lois qui président à sa genèse et à son évolution commencent à être, sur plus d'un point, suffisamment connues pour que le groupe des faits qu'on englobe sous ce vocable se présente avec une allure assez spéciale pour ne pas échapper tout à fait à notre appréciation. Il y a tout lieu de s'en féliciter, d'ailleurs, puisque par la compréhension plus nette de ces déterminations nous mettons de plus en plus à notre disposition les grandes ressources de la *faith-healing* et que, de ce fait, la maladie nous trouve de moins en moins désarmés devant elle.

Ce sont les éléments eux-mêmes de ce déterminisme que nous allons étudier. Leur groupement nous conduira à une conclusion que je puis, du reste, donner immédiatement. La guérison, d'apparence particulière, produit direct de la *faith-healing*, que l'on appelle communément en thérapeutique du nom de miracle, est, on peut le démontrer, dans la majorité des cas, un phénomène naturel qui s'est produit de tout temps, au milieu des civilisations et des religions les plus variées, en apparence les plus dissemblables, de même qu'actuellement on l'observe sous toutes les latitudes. Les faits dits miraculeux, et je n'ai pas la prétention d'exprimer ici rien de bien neuf, ont un double caractère : ils sont engendrés par une disposition spéciale de l'esprit du malade; une confiance, une crédibilité, une suggestibilité, comme on dit aujourd'hui, constitutives de la *faith-healing* dont la mise en mouvement est d'ordre variable. D'autre part, le domaine de la *faith-healing* est limité; pour produire ses effets, elle doit s'adresser à des cas dont la guérison n'exige aucune autre intervention que cette puissance que possède l'esprit sur le corps, dont le Dr Hack Tuke a donné, dans son beau livre [1], une si remarquable analyse. Ses limites, aucune intervention n'est susceptible de les lui faire franchir, car nous ne pouvons rien contre les lois naturelles. On n'a jamais, par exemple, noté, en compulsant les recueils consacrés aux guérisons dites miraculeuses, que la *faith-healing* ait fait repousser un membre amputé. Par contre, c'est par centaines qu'on y trouve les guérisons de paralysies, mais je crois que celles-ci ont toujours été de la nature de celles que le professeur Russel Rey-

---

[1] *Illustrations of the influence of the mind upon the body in health and disease designed to elucidate the action of the imagination.* London, Churchill, 1872.

nolds[1] a qualifiées du terme général de paralysies « *dependant on idea* ».

[1] *Remarks on paralysis and others disorders of motion and sensation dependant on idea*, read to the medical section of the British medical Association. Leeds, july 1869; in *British med. Journ.*, nov. 1869.

II

Je sais bien qu'aujourd'hui des médecins préposés à la constatation des miracles, et dont la bonne foi n'est pas en cause, semblent portés à reconnaître que la guérison subite des paralysies ou des convulsions n'a rien qui sorte du domaine des lois naturelles. Ils s'appliquent à montrer que des tumeurs, des ulcères parmi les plus rebelles, sont, par contre, monnaie courante dans le domaine de la thérapeutique miraculeuse. Je ne le nie pas : je pense comme eux que la *faith-healing* peut directement faire disparaître, dans certains cas, des ulcères et des tumeurs, mais je crois aussi que les lésions de ce groupe sont, malgré leur apparence contraire, de la même nature, de la même essence que les paralysies dont je parlais tout à l'heure.

La guérison plus ou moins soudaine des convulsions et des paralysies était autrefois considérée comme un miracle thérapeutique du meilleur aloi. La science ayant démontré que ces phénomènes étaient d'origine hystérique, c'est-à-dire non organiques, purement dynamiques, la guérison miraculeuse n'existerait plus en pareille matière.

Pourquoi cela ? Et s'il était démontré encore que ces tumeurs et ces ulcères autour desquels on mène tant de bruit sont aussi de nature hystérique, justiciables eux aussi de la même *faith-healing* que les convulsions et les paralysies, c'en serait donc fini du miracle.

Pourquoi jeter tant de défis à la face de la science, qui finit, en somme, par avoir le dernier mot en toutes choses !

Il est beaucoup plus simple de constater que la thérapeutique miraculeuse et la science ont subi une évolution parallèle. La *faith-healing* religieuse et laïque ne pouvant être dédoublée, c'est la même opération cérébrale produisant des effets identiques. La science qui évolue n'a pas la prétention de tout expliquer; elle nierait ainsi sa propre évolution. Elle donne son interprétation rationnelle au fur et à mesure de ses découvertes, et voilà tout! Dans tous les cas, elle est l'ennemie des négations systématiques que ses lendemains font évanouir à la lumière de ses nouvelles conquêtes. Je crois que son évolution n'est pas restée en arrière de celle du miracle; que de tout temps, la *faith-healing* a fait disparaître par son seul pouvoir des tumeurs et des ulcères de certaine nature. En pareille matière, l'ignorance tenait à ce qu'on n'avait pas saisi le secret de son mécanisme. Bien que nous ignorions encore beaucoup de choses, je constate que nous sommes aujourd'hui plus avancés dans cette voie de l'interprétation scientifique, et je prévois le jour, plus ou moins éloigné cependant encore, où l'évidente réalité des faits ne trouvera plus de contradicteurs. Etudions maintenant les éléments du déterminisme de la *faith-healing*.

C'est surtout dans les sanctuaires religieux que la *faith-healing* a trouvé à s'exercer. De tout temps il a existé des thaumaturges, depuis Simon le magicien jusqu'au prince de Hohenlohe au commencement du siècle, en passant par le diacre Pâris, qui ont eu le don de faire des guérisons dites miraculeuses, c'est-à-dire d'inspirer la *faith-healing*. Ces thaumaturges, étant souvent eux-mêmes des religieux, ont fondé des sanctuaires, et sur leurs tombeaux se sont multipliés les miracles qu'ils faisaient pendant leur vie. Il est en effet très digne de remarque que, dans les sanctuaires religieux, ce n'est pas la divinité elle-même qu'on intercède, c'est son prophète ou ses disciples. C'est presque toujours un simple mortel qui, pendant sa vie, a gagné lui-même sa béatification en faisant des miracles. Il est même curieux de constater que certains de ces thaumaturges étaient atteints de la maladie dont ils vont désormais guérir les manifestations : saint François d'Assise, sainte Thérèse, dont les sanctuaires viennent au premier rang parmi ceux où se produisent des miracles, étaient eux-mêmes des hystériques indéniables.

La façon dont s'est formé le sanctuaire importe peu ; ce qui est surtout intéressant à étudier au point de vue du déterminisme du miracle, c'est le sanctuaire lui-même. Et ce déterminisme devient frappant lorsqu'on constate que les sanctuaires se ressemblent tous, sont tous coulés dans le même moule. Ils sont restés les mêmes depuis les temps les plus reculés de l'histoire jusqu'à nos jours, se copiant pour ainsi dire les uns les autres. C'est dire déjà qu'à travers les âges, parmi les civilisations les plus diverses, au milieu des religions les plus dissemblables en apparence, les conditions du miracle sont restées identiques, ses lois d'évolution étant immuables.

Etudions, par exemple, l'Asclépieon d'Athènes[1], fils direct des sanctuaires de l'ancienne Egypte, puisque, même l'Asclépieon, le dieu guérisseur revêt souvent les traits de Sérapis, le thaumaturge des Pharaons. Au fond du sanctuaire, la statue miraculeuse ; parmi les serviteurs du temple, des prêtres-médecins chargés de cons-

---

[1] Cf. l'*Asclépien d'Athènes*, d'après de récentes découvertes, par Paul Girard. Paris, 1881, E. Thorin, édit.

tater ou d'aider les guérisons ; c'est le bureau médical que les sanctuaires d'aujourd'hui ne manquent pas de s'attacher lorsqu'ils ont une certaine importance.

Nous trouvons encore sous les portiques de l'Asclépieon une classe de personnages très singuliers : ce sont les *intercesseurs*, ceux qui font métier, dans diverses villes, de se rendre près du dieu guérisseur pour implorer sa protection aux lieu et place de leurs clients.

Dans tout le Poitou, il existe une catégorie de vieilles femmes qui ont pour métier ordinaire d'aller ainsi intercéder près du tombeau miraculeux de sainte Radegonde pour ceux qui, animés de la *faith-healing*, ne peuvent ou ne veulent pas se déplacer.

Laissons là ces intermédiaires pour ne considérer que les seuls suppliants venus pour eux-mêmes. De tous les dèmes de la Grèce, ceux qu'anime la *faith-healing* s'acheminent vers le sanctuaire pour obtenir la guérison de leurs maux. Dès leur arrivée, afin de rendre le dieu favorable, ils déposent sur l'autel de riches présents et se plongent dans la fontaine purificatrice qui coule dans le temple d'Esculape.

« Par Zeus ! s'écrie la bonne femme à laquelle Carion, le valet de la comédie d'Aristophane, raconte les aventures allégoriques de Ploutos, le beau bonheur pour un vieillard que d'être trempé dans l'eau froide ! »

Les siècles ont passé, mais la source sacrée coule toujours.

Après ces préliminaires, les suppliants sont admis à passer la nuit sous les portiques du temple. C'est l'*incubation* qui commence, *neuvaine* propitiatoire, pendant laquelle la *faith-healing* s'exalte de plus en plus, par auto-suggestion, par contagion de voisinage, sorte d'entraînement inconscient, et alors le miracle se produit... s'il y a lieu.

Ceux qui trouvaient la guérison dans l'Asclépieon ornaient les parois du temple d'hymnes votives et surtout de bras, de jambes, de cous, de seins en matière plus ou moins précieuse, objets représentatifs de la partie du corps qui avait été guérie par intervention miraculeuse. Les sanctuaires d'aujourd'hui sont toujours ornés de ces *ex-voto* gravés sur le marbre; et à la porte, mille marchands, comme autrefois à Athènes, vendent des bras, des mains, des petits enfants de cire qui orneront les abords du tombeau du saint ou les parois de la grotte. Le rosaire de la neuvaine pendant laquelle la foi s'exalte, rappelle le chapelet du musulman qui s'incline devant le sépulcre du marabout vénéré.

La mise en œuvre de la *faith-healin* a donc, dans tous les temps, sous toutes les latitudes, chez les païens, les chrétiens, comme chez les musulmans, revêtu le même caractère. Les sanctuaires et les pratiques propitiatoires sont analogues. Les statues du dieu guérisseur seules diffèrent, mais l'esprit humain, toujours lui-même, dans ses grandes manifestations, les confond dans une même évocation.

III

D'une façon générale, la *faith-healing* ne se développe pas spontanément dans toute son intensité curatrice.

Un malade entend dire que dans un tel sanctuaire il se produit des guérisons miraculeuses : il est bien rare qu'il s'y rende immédiatement. Mille difficultés matérielles mettent un obstacle au moins temporaire à son déplacement : il n'est pas commode à un paralytique ou à un aveugle, quelque fortune qu'il possède, de s'embarquer pour un long voyage. Il interroge son entourage, demande des renseignements circonstanciés sur les cures merveilleuses dont le bruit lui est parvenu. Il n'entend que des paroles encourageantes non seulement émanées de son entourage direct, mais souvent encore de son médecin. Celui-ci ne veut pas enlever à son malade un dernier espoir, surtout s'il juge que la maladie de son client est justiciable du *faith-healing* qu'il n'a pas su lui-même inspirer. La contradiction dans la circonstance n'aurait, du reste, d'autre effet que d'exalter la croyance à la possibilité d'une guérison miraculeuse. La *faith-healing* commence à naître, elle se développe de plus en plus, l'incubation la prépare, le pèlerinage à accomplir devient une idée fixe. Les déshérités de la fortune se mortifient en sollicitant des aumônes qui leur permettront de gagner le lieu saint ; les riches deviennent généreux vis-à-vis des pauvres afin de se rendre la divinité propice : tous prient avec ferveur et implorent leur guérison. Dans ces conditions, l'état mental ne tarde pas à dominer l'état physique. Le corps rompu par une route fatigante, les malades arrivent au sanctuaire l'esprit éminemment suggestionné. « L'esprit de la malade, a dit Barwell[1], étant dominé par la ferme conviction

---

[1] *The Lancet*, 28 novembre 1858.

qu'elle doit guérir, elle guérira immanquablement. » Un dernier effort : une ablution dans la piscine, une dernière prière plus fervente, aidée par les entraînements du culte extérieur, et la *faith-healing* produit l'effet désiré ; la guérison miraculeuse devient une réalité.

IV

Quels sont les effets directs de la *faith-healing* ? Quelles sont les maladies dans lesquelles elle produit des effets curatifs incontestables ? Interrogeons pour répondre les documents que nous trouvons dans les sanctuaires eux-mêmes.

J'ai parlé, il n'y a qu'un instant, des *ex-voto* symboliques que les malades guéris suspendaient aux murailles de l'Asclépieon, et qu'on retrouve aujourd'hui toujours les mêmes dans les sanctuaires les plus vénérés. Ces bras, ces jambes de marbre ou de cire sont des représentations imparfaites de la réalité, car un bras peut être atteint de vingt maladies différentes, et c'est toujours le même membre, la même forme traditionnelle que l'on découvre dans les fouilles ou qu'on contemple dans les sanctuaires d'aujourd'hui. Combien la figuration directe, réelle de la maladie eût été plus instructive ! Une seule fois j'ai rencontré cette représentation d'une maladie qui avait été l'objet d'un miracle thérapeutique. Je visitais un sanctuaire vénéré du midi de la France, dans la Camargue, l'église des Saintes-Maries. Parmi les *ex-voto*, je distinguai le moule en plâtre du membre inférieur d'une jeune fille d'une douzaine d'années atteinte de pied bot. Ce moule reproduisait exactement la figure bien connue de la contracture hystérique du membre inférieur. La guérison s'était opérée rapidement, et à côté du moule se trouvait la photographie de la jeune fille, droite sur sa jambe, désormais débarrassée de sa contracture. A part cet exemple particulier, l'art du modeleur à l'usage des sanctuaires ne nous apprend rien de précis sur les maladies qui s'y guérissent sous l'influence de la *faith-healing*.

Mais il est d'autres documents figurés qui vont nous être d'un grand secours. Les travaux de M. Paul Girard, ancien élève de l'école d'Athènes, nous ont appris que les murailles de l'Asclépieon étaient couvertes de peintures votives représentant, pour une partie tout au moins, les guérisons miraculeuses qui s'étaient opérées dans le lieu saint. Ces peintures n'ont pas, comme les *ex-voto* de métal ou de marbre, résisté à l'action du temps, mais nous les retrouvons ornant les sanctuaires plus modernes ou illustrant les ouvrages qui en sont les annales. Nous pouvons donc raisonner par analogie. On trouvera de nombreuses reproductions de ces œuvres du moyen âge et de la Renaissance dans le livre que j'ai publié en collaboration avec M. Paul Richer sur les *Démoniaques dans l'art*.

Ces reproductions d'une guérison miraculeuse se ressemblent toutes avec les variations que le génie particulier de l'artiste leur a imprimées : il s'agit presque toujours, sinon toujours, de la guérison de malades convulsionnaires. La représentation est identique dans l'évangéliaire de la bibliothèque de Ravenne, qui date du vi^e siècle de notre ère, sur la porte de bronze de Saint-Zénon, à Vérone (xie siècle), ou dans les tableaux de Rubens ou de Jordaens, qui ornent les sanctuaires religieux ou les musées particuliers ou publics, qui les ont tirés le plus souvent de ces sanctuaires. L'unanimité de ces documents est remarquable. Saint Nil, saint Dominique, saint Ignace, saint Martin, ont exercé avec un ensemble frappant leur pouvoir miraculeux pour faire cesser des convulsions dont l'origine hystérique est indubitable.

Mais l'influence de la *faith-healing* ne s'exerce-t-elle que sur les convulsions hystériques ? Certainement non. Les autres manifestations, si nombreuses, de la névrose en sont également tributaires, et nous en trouvons la preuve à la fois dans les documents figurés et dans les documents écrits.

Au XIIIe siècle, dans la basilique de Saint-Denis, le tombeau de saint Louis devint un lieu de pèlerinage très fréquenté ; il se produisit de nombreux miracles à son contact. Littré nous les a fait connaître et il en a donné l'interprétation dans la *Philosophie positive* [1]. Il s'agissait là, très certainement, de contractures hystériques.

---

[1] Littré. — *Un fragment de médecine rétrospective.* (*La philosophie positive*, 1866, t. V, p. 103.)

A une époque plus récente, au xviii᷉ siècle, le document figuré s'est associé au document écrit, et l'ouvrage de Carré de Montgeron, dont les planches gravées d'après nature, représentent nombre de guérisons miraculeuses, est une mine toujours précieuse à consulter. Nous y trouvons l'histoire illustrée de la guérison miraculeuse de la demoiselle Fourcroy et de Marie-Anne Couronneau, atteintes de paralysie et de contracture hystériques. Je prends ces deux faits au hasard parmi les nombreux cas dont Carré de Montgeron a donné la relation : ils se ressemblent tous. A ceux qui me reprocheraient de toujours parler d'hystérie, et avant de m'expliquer plus complètement à ce sujet, je répondrai par ce mot de Molière : « Je dis la même chose, parce que c'est toujours la même chose »; je constate, et rien de plus.

Mais, me répondra-t-on, les médecins qui aujourd'hui, — comme autrefois dans l'Asclépieon, — sont chargés de constater les miracles opérés dans les sanctuaires, prétendent que la guérison des convulsions, des contractures et des paralysies d'origine hystérique, est d'un ordre trop naturel pour justifier une intervention miraculeuse. Ils connaissent, eux aussi, l'influence de l'esprit sur le corps, et la disparition spontanée des paralysies hystériques ne vaut pas qu'on fasse appel à une force surnaturelle. C'est à des tumeurs, à des plaies, que s'adresse maintenant l'eau de la piscine ; elle guérit soudainement les ulcères les plus rebelles ; dira-t-on encore qu'ils étaient nés sous l'influence de la névrose ?

L'évolution de nos données scientifiques me permet d'être, sur la question de fait, entièrement de l'avis des médecins des sanctuaires : certaines tumeurs ou certains ulcères sont justiciables de la *faith-healing*, qui prend sa source dans les eaux de la piscine sacrée.

Croit-on que ce soient là des faits nouveaux ? De tout temps la *faith-healing* a guéri des tumeurs et des ulcères, et j'ajoute que, comme aujourd'hui, cette guérison s'est effectuée dans des conditions parfaitement déterminées dont il nous est actuellement possible de donner le plus souvent une exacte analyse. Qu'il me soit permis d'en citer un exemple.

Qu'on veuille bien se reporter à la guérison miraculeuse opérée sur la demoiselle Coirin, dont Carré de Montgeron nous a donné la description et la représentation figurée[1].

Au mois de septembre 1716, la demoiselle Coirin, alors âgée de trente et un ans, fit coup sur coup deux chutes de cheval : la seconde fois, elle tomba « sur le côté gauche de l'estomac qui porte à plomb sur un tas de pierres, ce qui lui cause une douleur si vive qu'elle en reste évanouie ».

Au bout de quarante jours, elle est prise de vomissements de sang qui se répètent fréquemment et s'accompagnent de « foiblesse ».

« Dans une de ses foiblesses, qui lui arriva trois mois après sa chute, comme on lui mettoit des linges sur l'estomac, on s'aperçut qu'elle avoit le sein du côté gauche extrêmement *dur, enflé* et *tout violet*.

---

[1] Carré de Montgeron. — *La vérité des miracles opérés par M. de Paris et autres appelants*, t. I, Cologne, 1747. Septième démonstration.

Le chirurgien du pays, nommé Antoine Paysant, ayant été consulté et ayant examiné son sein, découvrit qu'elle avoit une grosse glande qui s'étendoit jusque sous l'aisselle du bras en arrière et une espèce de grosse corde de la largeur de trois doigts qui gagnoit jusqu'au bout du sein. Ce chirurgien lui donna des cataplasmes, lesquels lui faisoient distiller une quantité considérable de sang par le bout du sein sans la guérir ni même la soulager, son sein lui faisant toujours de la douleur et étant de plus en plus dur.

« ...On s'aperçut qu'elle avoit un *cancer* au sein du côté gauche, la mamelle de ce côté étant devenue grosse comme la tête, excessivement dure et toute enflammée. »

Ceci se passait en 1716. « Cependant l'humeur tranchante et corrosive du cancer faisoit toujours de funestes progrès, qui éclatèrent enfin de la manière la plus affreuse vers la fin de l'année 1719. »

Un témoin oculaire, Anne Giroux, nous apprend « qu'il lui vint une petite ouverture de pourriture au-dessous du sein et de la mamelle gauche ; que cette ouverture augmenta toujours de plus en plus, gagnant tout autour du bout du sein, et qu'elle le cerna en peu de jours, de façon que le bout de ce sein tomba en un morceau. Elle ajoute qu'elle a vu le bout de ce sein détaché de la mamelle, qu'on le garda trois jours sur une serviette pour le montrer aux chirurgiens qui avoient soin de ladite demoiselle, et qu'elle avoit ou qu'il y avoit à la place de ce bout un trou un peu plus large qu'une pièce de douze sols qui paroissoit assez profond, et dont il sortoit sans cesse une eau qui puoit comme une charrogne. »

En 1720, deux chirurgiens proposèrent l'amputation du sein, mais la mère de la demoiselle Coirin refusa de consentir à l'opération, celle-ci ne devant être que palliative, puisque la maladie cancéreuse était déclarée incurable. « Puisque sa fille n'étoit pas sûre de guérir par cette opération, elle étoit bien aise de la lui épargner, et mourir pour mourir, il falloit autant qu'elle ne souffrît pas. »

Ajoutons que, dès 1718, la malade avait été frappée tout d'un coup, pendant la nuit, d'une paralysie de tout le côté gauche.

« Il lui prit un engourdissement dans le bras gauche qui, la nuit, dégénéra en paralysie qui lui ôta tout l'usage de tout le côté gauche ; depuis ce tems, il lui a été impossible de faire aucun mouvement de son bras ni de sa main gauche, qui demeurèrent en tout tems froids comme la glace, et ne pouvoit les changer de place qu'en les prenant avec son bras droit, en poussant sa jambe gauche avec sa droite, ce qui est resté ainsi jusqu'à la nuit du 11 au 12 août 1731. Que même sa cuisse et sa jambe se retirèrent de façon qu'elle avoit un creux au-dessous de la hanche assez profond pour y pouvoir mettre le poing, et que comme les nerfs de la jambe s'étoient retirés, cette jambe paroissoit considérablement plus courte que l'autre... Sa jambe gauche étoit toute retirée en arrière et comme recoquillée, et qu'elle étoit pâle, toute desséchée, froide comme de la glace, même dans le plus chaud de l'été. »

Le 9 août 1731, elle s'adresse à une vertueuse femme de Nanterre, la charge de dire pour elle une neuvaine au tombeau du bienheureux François de Pâris, d'y faire toucher une chemise et de lui apporter de la terre prise auprès du sépulcre. Le lendemain 10, la pieuse femme se rend à Saint-Médard...

« Le soir du lendemain 11 août, à peine la moribonde s'est fait mettre la chemise qu'avoit touchée le précieux tombeau qu'elle éprouve à l'instant la vertu bienfaisante qu'elle y avoit puisée. Forcée de par sa paralysie de se tenir constamment sur le dos, elle se retourna elle-même dans son lit. »

Le lendemain 12, elle s'empresse d'appliquer elle-même sur son « cancer » la précieuse terre, et « aussitôt elle remarque avec admiration que le trou profond de son sein, d'où sortoit sans cesse depuis douze ans un pus corrompu et infecté, s'étoit séché sur-le-champ et commençoit à se refermer et à guérir ».

La nuit suivante, nouveau prodige. « Les membres paralytiques qui depuis tant d'années représentoient les membres d'un corps mort par leur froid glaçant, leurs marques affreuses et leur raccourcissement hideux, se raniment tout à coup ; déjà son bras a repris la vie, la chaleur et le mouvement ; sa jambe retirée et desséchée se déploie et s'allonge ; déjà le creux de sa hanche se remplit et disparaît ; elle essaye si elle pourra dès ce premier jour se servir de ces membres nouvellement rappelés à la vie, mais dont la maigreur porte encore la livrée de la mort ; elle se lève seule, elle se soutient sur le bout du pied de cette jambe qui depuis si longtemps étoit beaucoup plus courte que l'autre ; elle se sert aisément de son bras gauche, elle s'habille et se coiffe avec ses mains. »

Le miracle était consommé : toutefois, il faut ajouter que la plaie du sein n'était complètement cicatrisée qu'à la fin du mois ; que le 24 septembre seulement, elle put sortir, et le 30 septembre monter en voiture.

J'avoue qu'il y a dix ans seulement l'interprétation de tous les éléments de cette curieuse observation eût offert bien des difficultés ; la nature hystérique des vomissements sanglants, de la paralysie, n'eût pas fait de doute, mais cette paralysie s'accompagnait d'atrophie. Eh bien, il est péremptoirement démontré aujourd'hui que l'atrophie musculaire accompagne assez souvent la paralysie ou la contracture hystérique pour qu'il ait été déjà publié plus de vingt cas analogues à celui de la demoiselle Coirin.

Mais, dira-t-on, le cancer du sein, ce cancer ulcéré, était-il aussi une manifestation hystérique ? Parfaitement, pourvu que l'on veuille bien concéder que le terme « cancer » ne doit pas être pris ici au pied de la lettre et dans son acception histologique moderne. Les ulcérations persistantes de la peau ne sont pas rares dans la névrose, témoin les plaies de saint François d'Assise et les stigmates de Louise Lateau.

La demoiselle Coirin présentait au niveau du sein ces phénomènes d'œdème hystérique, mentionnés pour la première fois par l'illustre Sydenham, œdème dur, œdème bleu ou violacé, comme je l'ai appelé, et l'on sait aujourd'hui, après les travaux de M. le professeur Renaut[1], de

---

[1] Renaut. — *Sur une forme de la gangrène successive et disséminée de la peau ; l'urticaire gangréneuse.* (*La médecine moderne*, n° 9, 20 février 1890.)

Lyon, que l'œdème, lorsqu'il est porté à un certain degré d'intensité, peut entraîner avec lui des gangrènes cutanées dont les escarres laissent à leur suite des ulcérations analogues à celle qui avait détruit le mamelon dans le cas précité[1].

Je lisais dernièrement un mémoire fort intéressant du Dr Fowler[2]. On y trouvera l'exposé de huit cas dans lesquels il existait dans le sein des tumeurs uniques ou multiples dépassant parfois le volume d'un œuf de poule.

Plusieurs des malades consultèrent des chirurgiens célèbres ; la plupart de ceux-ci considérèrent, paraît-il, l'affection du sein comme étant de nature organique et proposèrent l'ablation de l'organe. Or, le Dr Fowler, plus avisé, soumit ses patientes, qui étaient toutes hystériques, à un traitement dont l'élément psychique fit pour ainsi dire tous les frais, et les tumeurs qu'on

---

[1] On trouvera l'histoire complète de ces troubles trophiques dans le *Traité clinique et thérapeutique de l'hystérie*, de mon ancien chef de clinique, M. Gilles de la Tourette. (T. I, Paris, 1891 ; t. II, *en préparation*.) Plon, édit.

[2] *Neurotic Tumours of the breast* ; read before the *New-York Neurological Society*, tuesday 7 january 1890. — *Medical Record*, 15 february 1890, p. 179.

avait jugées justiciables de l'instrument tranchant disparurent sans trop tarder. Si, munies des consultations concluant à une néoplasie, à un cancer peut-être, elles s'étaient rendues à un sanctuaire, comment révoquer en doute qu'elles eussent été guéries d'une maladie réputée incurable ? Le Dr Fowler connaissait bien chez ses malades l'influence de la *faith-healing*, car il nous dit en toutes lettres, en parlant de l'une d'elles, et il en était probablement ainsi des autres : « *Like all women of similar temperament, she had a fetich-like-faith in her regular medical attendant*[1]. »

Ces cas et aussi tous les autres montrent bien que la guérison dite ou non surnaturelle survenue sous l'influence de la *faith-healing* obéit à des lois naturelles, et celles-ci sont encore plus évidentes lorsqu'on pénètre plus avant dans l'analyse des faits. C'est ainsi, par exemple, que dans tous les cas, la soudaineté de la guérison est beaucoup plus apparente que réelle.

Prenons pour exemple la contracture

---

[1] « Comme toutes les femmes de semblable tempérament, elle avait une foi fétichiste en son médecin ordinaire. »

hystérique. Sous l'influence de la *faith-healing* ou de toute autre cause plus ou moins réputée miraculeuse, la rigidité cesse, les muscles sont aptes de nouveau à entrer en action. A ce moment et les jours qui suivent, l'examen attentif montre qu'il persiste dans le membre qui a été contracturé des troubles de la sensibilité, de l'exagération des réflexes tendineux, compagnons ordinaires de la contracture. C'est une loi physiologique que ces phénomènes ne disparaissent pas immédiatement, et que tant qu'ils persistent, ainsi que je l'ai bien souvent montré à ma Clinique, on peut toujours redouter un retour offensif de la paralysie ou de la contracture. Ces phénomènes, on ne songe pas à les chercher dans les sanctuaires, mais je les ai souvent notés chez les malades guéris dans un lieu saint comme chez ceux dont la guérison avait été obtenue à la Salpêtrière : les différences ne sont pas dans les faits eux-mêmes, mais dans l'interprétation qu'on en donne.

A plus forte raison ce déterminisme est-il encore plus évident lorsque la paralysie s'accompagne d'atrophie, lorsque l'œdème produit de la gangrène cutanée, tous phénomènes dont l'évolution est appréciable pour les observateurs les moins expérimentés.

A ce propos, revenons à la demoiselle Coirin. Sous l'influence psychique déterminée par l'application de la chemise qui a touché au tombeau du diacre Pâris, l'œdème, trouble vaso-moteur, a disparu presque immédiatement, le sein a repris son volume normal. Il n'y a dans ce fait rien qui puisse nous étonner, puisque nous savons avec quelle rapidité peuvent apparaître et disparaître les troubles circulatoires. L'œdème n'existant plus, les conditions locales de la nutrition des tissus sont heureusement modifiées, la plaie du sein va pouvoir se cicatriser en vertu de lois physiologiques aussi bien connues que celles qui précédemment avaient présidé à l'apparition de la gangrène. Mais la cicatrisation complète demande un temps normal, suffisant pour s'effectuer, et ce n'est en effet que quinze jours plus tard que la peau de l'organe est devenue lisse, indemne de toute ulcération en voie de cicatrisation.

L'élément contracture ou paralysie peut apparaître ou disparaître soudainement. C'est un fait bien connu qu'une violente émotion nous cloue au sol sans que nous puissions mouvoir nos membres. Lorsque l'influx moteur parti du cerveau s'est rétabli, nous sommes aptes à marcher de nouveau. Mais si, pendant cette paralysie, les muscles se sont atrophiés, le membre ne reprendra sa force et son volume que lorsque les faisceaux musculaires se seront régénérés, et cette régénération, à laquelle président aussi des lois physiques, demande un temps suffisant pour s'accomplir. C'est encore là le cas de la demoiselle Coirin qui ne peut se servir de sa jambe atrophiée pour monter en voiture, que vingt jours après sa guérison qualifiée de soudaine.

C'est encore le cas de Philippe Sergent rapporté par Carré de Montgeron. Le 10 juillet 1730, troisième jour de sa neuvaine au tombeau du diacre Pâris, il est guéri d'une contracture des membres du côté droit avec atrophie. « Mais, dit explicitement le narrateur, sa main, sa cuisse et sa jambe droites ne rengraissèrent pas dans le moment, mais elles reprirent seulement couleur de chair », étant atteintes, comme chez la demoiselle Coirin, de l'œdème bleu hystérique. L'atrophie n'a pu échapper à la loi physiologique de la régénération musculaire.

De tout cela, je ne parle point sans pouvoir invoquer une expérience un peu particulière. J'ai vu revenir de sanctuaires en vogue des malades qui y avaient été envoyés avec mon consentement, n'ayant pu moi-même leur inspirer la *faith-healing*. J'ai examiné leurs membres atteints quelques jours auparavant de paralysie ou de contracture, et j'ai assisté à la disparition graduelle des stigmates sensitifs locaux qui persistent presque toujours quelque temps encore après la guérison de l'élément paralysie ou contracture[1].

---

[1] Voir comme exemple typique l'observation d'Etch... (Bourneville, *Recherches clin. et thér. sur l'épilepsie et l'hystérie*, p. 175 et 172, Paris, 1876.) A consulter aussi : Valentiner, *Mouv. méd.*, 1872, p. 233 (Trad. E. Teinturier) ; Bourneville, *loc. cit.*

V

En résumé, je crois que, pour qu'elle trouve à s'exercer, il faut à la *faith-healing* des sujets spéciaux et des maladies spéciales, de celles qui sont justiciables de l'influence que l'esprit possède sur le corps. Les hystériques présentent un état mental éminemment favorable au développement de la *faith-healing*, car ils sont suggestibles au premier chef, soit que la suggestion s'exerce par des influences extérieures, soit surtout qu'ils puisent en eux-mêmes les éléments si puissants de l'auto-suggestion. Chez ces individus, hommes ou femmes, l'influence de l'esprit sur le corps est assez efficace pour produire la guérison de maladies que l'ignorance, où on était il n'y a pas longtemps encore, de leur nature véritable faisait considérer comme incurables. Tels ces faits de troubles trophiques d'origine hystérique qu'on commence à bien connaître : atrophie musculaire, œdème, tumeurs avec ulcérations. Quand on entendra désormais parler d'une guérison soudaine, dans un sanctuaire, de cancer ulcéré du sein, qu'on se souvienne du cas de la demoiselle Coirin et qu'on se rappelle les faits d'observation toute moderne du Dr Fowler.

Est-ce à dire que, dès à présent, nous connaissions tout dans ce domaine du surnaturel tributaire au premier chef de la *faith-healing* et qui voit tous les jours ses frontières se rétrécir sous l'influence des acquisitions scientifiques ? Certainement non. Il faut, tout en cherchant toujours, savoir attendre. Je suis le premier à reconnaître qu'aujourd'hui :

> There are more things in heaven and hearth,
> Than are dreamt in of our philosophy[1].

[1] « Il y a plus de choses dans le ciel et sur la terre qu'il n'y a de rêves dans notre philosophie. »

(SHAKESPEARE.)

ERRATA

Page 5, lire Russell Reynolds.

Page 11 et suivantes, au lieu de « Asclepieon », lire : *Asclépieion*.

Page 6, au lieu de « dependant », lire : *dependent*, et au lieu de « others », lire : *other*.

BIBLIOTHÈQUE DIABOLIQUE

(Collection Bourneville)

I. LE SABBAT DES SORCIERS

Par Bourneville et Teinturier.

Brochure in-8° de 40 pages, avec 25 figures dans le texte et une grande planche hors texte. Il a été fait de cet ouvrage un tirage à 500 exemplaires numérotés à la presse : 425 exemplaires sur papier blanc vélin, nos 1 à 425 ; prix : 3 fr. — 50 exemplaires sur parchemin, nos 426 à 475 ; prix : 4 fr. — 25 exemplaires sur japon, nos 476 à 500 ; prix : 6 fr.

II. FRANÇOISE FONTAINE

Procès-verbal fait pour délivrer une fille possédée par le malin esprit à Louviers. Publié d'après le manuscrit original et inédit de la Bibliothèque nationale. Précédé d'une introduction par B. de Moray. Un volume in-8° de civ-99 pages. Papier vélin, prix : 3 fr. 50. — Papier parchemin, prix : 4 fr. 50. — Papier japon, prix : 6 fr.

III. JEAN WIER

Histoires, disputes et discours des illusions et impostures des diables, des magiciens infâmes, sorcières et empoisonneurs, des ensorcelés et démoniaques, et de la guérison d'iceux, par Jean Wier. Préface par Bourneville. Cet ouvrage forme deux beaux volumes de plus de 900 pages, et est orné du portrait de l'auteur gravé au burin. Papier vélin, prix : 15 fr. — Papier parcheminé (nos 1 à 300) prix : 20 fr. — Papier japon des manufactures impériales (nos 1 à 150), prix : 25 fr.

IV. LA POSSESSION DE JEANNE FÉRY

Religieuse professe du couvent des Sœurs Noires de la ville de Mons (1584). Un volume in-8° de 122 pages, avec une préface du Dr Bourneville. Papier vélin, prix : 3 fr. — Papier parchemin, prix : 4 fr. — Papier japon, prix : 6 fr.

V. SŒUR JEANNE DES ANGES

Supérieure des Ursulines de Loudun (XVIIe siècle). Autobiographie d'une hystérique possédée, d'après le manuscrit inédit de la bibliothèque de Tours. Annotée et publiée par MM. les Drs G. Legué et G. de la Tourette. Préface de M. le professeur Charcot, membre de l'Institut. Un beau volume in-8° de 350 pages. Papier vélin, prix : 6 fr. — Papier parcheminé, prix : 10 fr. — Papier japon, prix : 25 fr.

VI. PROCÈS-VERBAL

De la dernière sorcière brûlée à Genève, le 6 avril 1652, publié d'après des documents inédits et originaux conservés aux archives de Genève, par M. le Dr Ladame. Un volume in-8° de 60 pages. Papier vélin, prix : 2 fr. 50. — (Nos 1 à 50 papier japon, prix : 5 fr. — (Nos 51 à 100, papier parcheminé, prix : 3 fr. 50.)

VII. BARBE BUVÉE

En religion sœur de Sainte-Colombe et la prétendue possession des Ursulines d'Auxonne (1658). Étude historique et médicale, d'après des manuscrits de la Bibliothèque nationale et les Archives de l'ancienne province de Bourgogne ; par le Dr Samuel Garnier, avec une préface du Dr Bourneville. Un beau volume in-8° carré de xvii-96 pages. — Papier vélin, prix : 3 fr. — Papier de Hollande, prix : 5 fr. — Papier japon, prix : 7 fr.

Évreux, imprimerie de Charles Hérissey.

www.ingramcontent.com/pod-product-compliance
Lightning Source LLC
Chambersburg PA
CBHW062009070426
42451CB00008BA/459